シニアの漢字トレーニング①
コピーして使えるシニアの漢字トレーニングクイズ

脳トレーニング研究会編

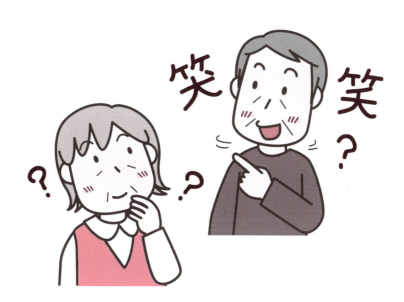

黎明書房

はじめに

　漢字ほど変化に富んでいて，おもしろいものはありません。その数は，1万5000字とも，5万字とも，20万字とも言われています。

　この本は，その漢字の中でも，おもに私たちが毎日使う常用漢字を中心に，思う存分漢字力のトレーニングをしていただこうというものです。

　ひとくちに常用漢字といってもあなどってはいけません。2136字もあります。そのうち1026字が，小学校で習う漢字です。

　漢字で頭のトレーニングをするために，クイズ，パズル，ゲーム，なぞなぞなど，さまざまな形式のアイテムを用意しました。

　漢字の奥深さを知っていただくために，小学校編もあります。常用漢字を超えた問題も収録しました。

　問題でちょっと無理をしているところもあるかもしれませんが，あくまでお楽しみですので，ご寛恕のほどを。

　なお，小学校で習う漢字は，2020年4月1日から施行されます新しい小学校学習指導要領の「学年別漢字配当表」によりました。

　この本を施設などで使われるときは，適宜コピーしてください。
　できても，できなくても楽しく笑ってください。
　では，漢字トレーニングをお楽しみください。

　2018年11月

脳トレーニング研究会

もくじ

はじめに　1

1 鳥偏クイズ　5

2 金偏クイズ　7

3 魚偏クイズ　9

4 木偏クイズ　11

5 漢字色々　13

6 漢字の使い方がなんだか変！　14

7 いやなことを吹き飛ばし漢字クイズ　15

8 仲間でない漢字はどれ？　17

9 漢字判じ絵①　18

10 パーツで漢字をつくろう　1・2・3年生編　20

11 パーツで漢字をつくろう　4・5・6年生編　22

12 この漢字，どう読む？　24

13 究極漢字クロスワードパズル　25

14 みんなで楽しむ，1年生漢字ビンゴ　26

15 もうちょっとで，この漢字になれるのに！　28

もくじ

16 豆腐や兎はどう数えるの？　29

17 ○○と言えば？　30

18 常用漢字3番勝負①　あべこべ漢字はどこだ？　31

19 常用漢字3番勝負②　私は誰でしょう？　32

20 常用漢字3番勝負③　ちょっと難しい私は誰でしょう？　33

21 漢字クロスワードパズル　入門編　34

22 偏・旁・冠…パズル　35

23 漢字，日月火水木金土　36

24 漢字しりとり　38

25 ど忘れ漢字クイズ　40

26 漢字判じ絵②　42

27 定番漢字パズル7番勝負　44

28 漢字判じ絵③　46

29 定番漢字パズル7番勝負　第2ステージ　48

30 漢字クロスワードパズル　卒業編　50

31 漢字判じ絵④　51

32 旧字体（正字）に挑戦！　　53

33 四字熟語があるクロスワードパズル　　54

34 四字熟語を探せ！　　55

35 二字熟語を使ってみよう　　56

36 常用漢字以外の漢字に挑戦！　　57

37 二字熟語，一字一字はどういう意味？　　58

解答　59

＊イラスト・さややん。

1 鳥偏クイズ

ア，イのどちらかが，にせの字です。

① ワシはどっち。

ア 瑦　　イ 鷲

② ハトはどっち。

ア 鳩　　イ 八鳥

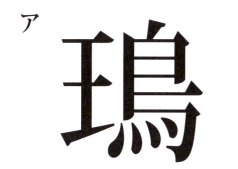

③　ウはどっち。

ア　鵍　　イ　鶂

④　カラスはどっち。

ア　鴉　　イ　鸊

⑤　ニワトリはどっち。

ア　鸐　　イ　鶏

2 金偏クイズ

ア，イのどちらかが，にせの字です。

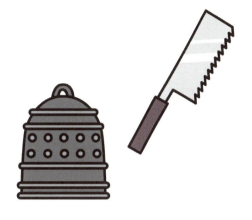

① お寺のカネはどっち。

ア 鐘　　イ 鍀

② 金属のドウはどっち。

ア 鈢　　イ 銅

③　鳴るスズはどっち。

ア　鈴　　イ　鐥

④　ノコギリはどっち。

ア　鋸　　イ　鑡

⑤　カガミはどっち。

ア　鎂　　イ　鏡

3 魚偏クイズ

ア，イのどちらかが，にせの字です。

① ヒラメはどっち。

ア 鮃　　イ 鮖

② クジラはどっち。

ア 魶　　イ 鯨

③　シャチはどっち。

ア　鯱　　イ　鱇

④　コイはどっち。

ア　鯰　　イ　鯉

⑤　イワシはどっち。

ア　鰯　　イ　鮨

4 木偏クイズ

ア，イのどちらかが，にせの字です。

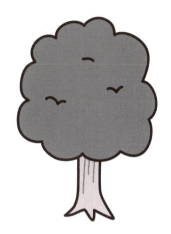

① モリはどっち。

ア 桝　　イ 森

② ツクエはどっち。

ア 机　　イ 枯

③ 渡るハシはどっち。

ア 橋 イ 柵

④ フダはどっち。

ア 杵 イ 札

⑤ 果物のカキはどっち。

ア 榠 イ 柿

5 漢字色々

例にならって，真ん中の□に当てはまる色を入れてください。

例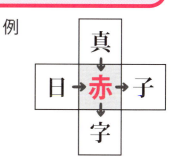

① 番／御□碗／道

② 目／潔□状／日

③ 暗／腹□帯／幕

④ 群／緑□空／年

6　漢字の使い方がなんだか変！

街で拾った言葉です。
なんだか，漢字の使い方がおかしいです。正しい漢字にしてください。

① 　ドアから話れてください。

② 　平くとびらに，ご注意ください。

③ 　重いやりの心を大切にしましょう。

④ 　歩行車・自転者専用道路

⑤ 　当店は評番の居酒屋です。

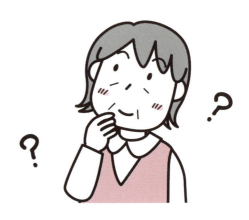

7 いやなことを吹き飛ばし漢字クイズ

ちょっとしたことでも，いやなことがあるのは，本当にいやですね。さあ，今から，いやなことを吹き飛ばし漢字クイズをしましょう。正しい方を選んでください。

① 日日是☐日
　（にちにちこれ　じつ）

　毎日毎日，これといったトラブルもなく心穏やかな良い日が続くことです。では，☐に入る漢字は？

　ア　休（きゅう）　　イ　好（こう）

② 馬☐東風
　（ば　　とうふう）

　人から言われたことを気にせず，聞き流すことです。では，☐に入る漢字は？

　ア　耳（じ）　　イ　目（もく）

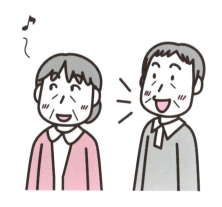

③ 待てば☐の日和あり
　　　　　　　　（ひより）

　気長に待っていれば，きっと良いこともあるということです。では，☐に入る漢字は？

　ア　海路　　イ　陸路

15

④ 残り物には□がある

　他人が取ってしまった後にこそ良いものが残っているということです。では，□に入る漢字は？

　　ア　幸　　　イ　福

⑤ 病上□に死に下□

　病気に時々かかる人は，長生きするということです。では，□に入る漢字は？　□には同じ漢字が入ります。

　　ア　戸　　　イ　手

⑥ 金は天下の□り物

　お金は世間を流通している。だから，いずれ自分のところにもやってくるので，今，金がないからと悲しむ必要はないということです。では，□に入る漢字は？

　　ア　回　　　イ　贈

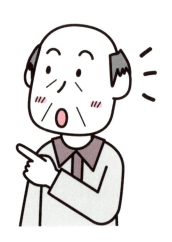

8 仲間でない漢字はどれ？

4つの漢字があります。1つだけ，仲間でない漢字があります。それはどれでしょう。

①
漢	冷
海	深

②
机	林
秋	柱

③
住	街
待	行

④
解	特
犀	驚

⑤
春	朝
朧	望

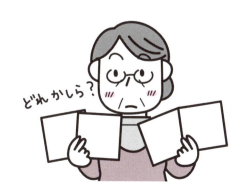

17

9 漢字判じ絵①

5つの漢字？ があります。いったいどう読むのでしょうか。

①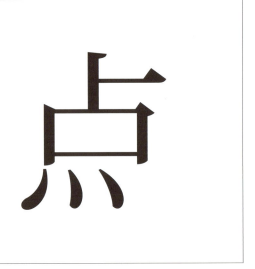

②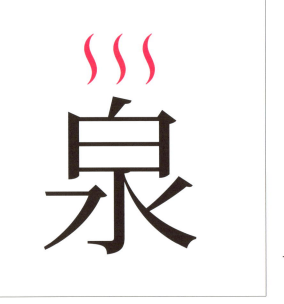

③

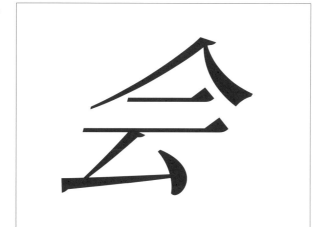

④

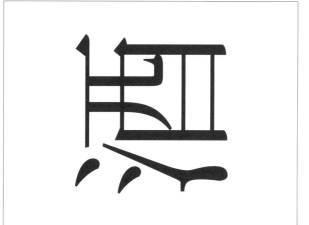

⑤

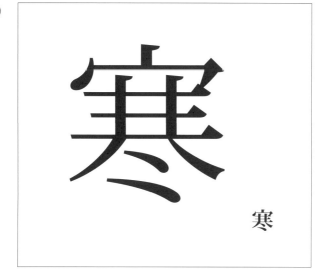

10 パーツで漢字をつくろう 1・2・3年生編

いくつもの漢字でできている漢字がたくさんあります。 □ の中の漢字を組み合わせて，漢字を作ってください。出来上がる漢字は，小学校1・2・3年生で習う漢字です。

例　2つの漢字を組み合わせて，漢字を2つ作ってください。

女	市	日	音

<u>姉　暗</u>

・・

① 2つの漢字を組み合わせて，漢字を2つ作ってください。

山	木	石	交

_____

② 2つの漢字を組み合わせて，漢字を3つ作ってください。

田	台	日	生	力	女

_____

③ 2つの漢字を組み合わせて，漢字を3つ作ってください。

| 糸　寸　売　言　木　冬 |

_____

④ 2つの漢字を組み合わせて，漢字を4つ作ってください。

| 田　心　丁　止　少　寺　自　竹 |

_____

⑤ 3つの漢字を組み合わせて，漢字を2つ作ってください。

| 立　水　白　糸　見　木 |

_____

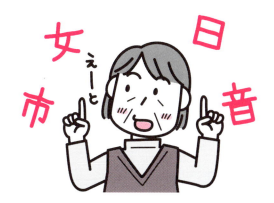

11 パーツで漢字をつくろう 4・5・6年生編

いくつもの漢字でできている漢字がたくさんあります。 ☐ の中の漢字を組み合わせて，漢字を作ってください。出来上がる漢字は，小学校4・5・6年生で習う漢字です。

例　2つの漢字を組み合わせて，漢字を2つ作ってください。

安	糸	木	色

<u>案　絶</u>

① 2つの漢字を組み合わせて，漢字を2つ作ってください。

青	支	争	木

_____

② 2つの漢字を組み合わせて，漢字を3つ作ってください。

日	林	京	谷	示	欠

_____

③　2つの漢字を組み合わせて，漢字を3つ作ってください。

| 子　分　明　系　皿　米 |

　　　　　　　　　　　　　　　_____

④　2つの漢字を組み合わせて，漢字を4つ作ってください。

| 利　金　口　少　石　木　同　不 |

　　　　　　　　　　　　　　　_____

⑤　3つの漢字を組み合わせて，漢字を2つ作ってください。

| 山　糸　心　可　公　大 |

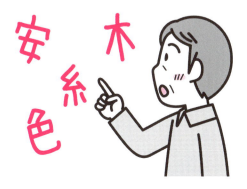

　　　　　　　　　　　　　　　_____

23

12 この漢字，どう読む？

漢字の読み方を答えてください。

① 漢字は１・２・３年生で習うものから選びました。

ア 中る ＿＿＿＿＿＿＿＿＿

イ 点る ＿＿＿＿＿＿＿＿＿

ウ 集う ＿＿＿＿＿＿＿＿＿

エ 和む ＿＿＿＿＿＿＿＿＿

オ 校べる ＿＿＿＿＿＿＿＿＿

② 漢字は４・５・６年生で習うものから選びました。

ア 唱える ＿＿＿＿＿＿＿＿＿

イ 編む ＿＿＿＿＿＿＿＿＿

ウ 預ける ＿＿＿＿＿＿＿＿＿

エ 背く ＿＿＿＿＿＿＿＿＿

オ 著しい ＿＿＿＿＿＿＿＿＿

＊このクイズの読み方は，必ずしも小学校で習うとは限りません。

13 究極漢字クロスワードパズル

空いているところに漢字を一字入れて，タテ・ヨコ意味が通じるようにしてください。

①
海	
	辺

②
空	
	温

③
地	
	水

④
	理
眼	

⑤
	当
体	

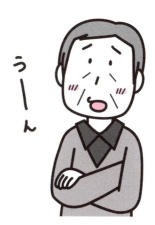
うーん

14　みんなで楽しむ，1年生漢字ビンゴ

　　☐☐☐☐　の中の漢字は小学校1年生で習う漢字です。この中から8つの漢字を選んでマス（右ページ上）の中に自由に書いてください。

雨　火　花　本　川　百　目　金　草　天　赤

① 係りの人が，上の☐☐☐☐の中から適当に6つの漢字を読んでいきます。
② タテ，ヨコ，ナナメのいずれかが揃った人がビンゴ！です。
　例（右図）：ナナメの雨，正，本が揃ったのでビンゴ！

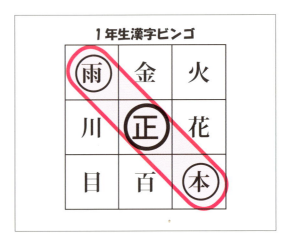

③ 6つの漢字を読んで，一番速くビンゴになった人，一番たくさんビンゴになった人を，みんなで拍手でたたえます。
※好評なら，何度してもOK！

＊2年生で習う漢字でしてもおもしろいでしょう。2年生で習う漢字にはつぎのようなものがあります。

羽　海　雪　他　写　酒　春　広　米　母　夏

１年生漢字ビンゴ

	正	

２年生漢字ビンゴ

	魚	

15 もうちょっとで、この漢字になれるのに！

　もうちょっとで、この漢字になれるのに。おしい漢字はどんな漢字でしょう。

① □ → 氷

*もうちょっとで　かき氷　の　氷　になれるのに。

② □ → 犬

*もうちょっとで　お犬さま　の　犬　になれるのに。

③ □ → 四

*もうちょっとで　四ひき　の　四　になれるのに。

④ □ → 古

*もうちょっとで　古い　の　古　になれるのに。

おまけ

⑤ □ → 牛

*もうちょっとで　松阪牛　の　牛　になれるのに。

16 豆腐や兎はどう数えるの？

　日本語は，ものによって数え方が違います。お皿は一枚，二枚と数えます。

　では，①から⑥の□に入るものを，2つの内から選んでください。

① 豆腐　一□，二□，…
　　（半　丁）

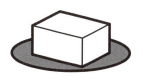

② 蝶　一□，二□，…
　　（頭　羽）

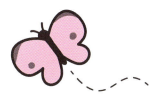

③ 和歌　一□，二□，…
　　（句　首）

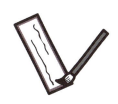

④ 兎　一□，二□，…
　　（羽　耳）

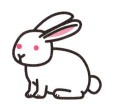

⑤ 羊羹　一□，二□，…
　　（棹　羹）

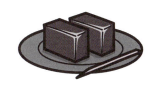

⑥ 箸　一□，二□，…
　　（竹　膳）

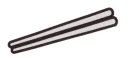

17　○○と言えば？

ア，イから，正しい方を選んでください。

① **ロハ**　と言えば？
　　ア　物の値段がただのこと
　　イ　ろばのこと

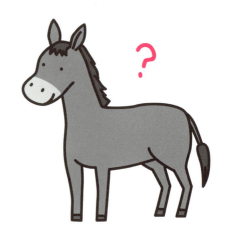

② **薩摩守**（さつまのかみ）　と言えば？
　　ア　サツマイモを広めた人
　　イ　無賃乗車をする人

③ **在原行平**（ありわらのゆきひら）　と言えば？
　　ア　猫が戻ってくるおまじないを作った人
　　イ　鮭が戻ってくるおまじないを作った人

④ **山師**（やまし）　と言えば？
　　ア　いかさま師
　　イ　猟師

⑤ **三百代言**（さんびゃくだいげん）　と言えば？
　　ア　代筆屋
　　イ　いいかげんな理屈をあやつる人

18 常用漢字3番勝負① あべこべ漢字はどこだ？

常用漢字 **2136** 字から出題です。

　下のマスの中に，あべこべの漢字が4つあります。15秒以内に見つけてください。

愛	雲	悦	化	芋
夏	嵐	泳	違	桜
域	鉛	暗	液	即
妽	移	煙	安	駅
囲	炎	兵	塩	位

19 常用漢字3番勝負②
私は誰でしょう？

常用漢字 **2136** 字から出題です。
私は漢字です。私はどんな漢字でしょう。

① 私は，口の中に口がある不思議な漢字です。

_____

② 私は，目に短い足がついている，
主に水の中にいる生き物です。

_____

③ 私は，目に長い足がついている
よく使う漢字です。

_____

④ 私は，同じ3つの漢字でできている，
にぎやかな木偏の字です。

_____

⑤ 私は，由に棒がもう1本ある，
音楽に関係する漢字です。

_____

⑥ 私は，口に玉を含んでいる，
皆さんの身近なものです。

_____

⑦ 私は，火の上に火がもえていて熱いです。

_____

⑧ 私は，正に1本足りません。悲しいです。

_____

20 常用漢字3番勝負③
ちょっと難しい私は誰でしょう？

常用漢字 **2136** 字から出題です。

私は漢字です。私はどんな漢字でしょう。ちょっと難しいです。

① 私は，一画の漢字です。でも，一ではありません。

_____

② 私は，日本で，古くから船の名前によく使われる漢字です。

_____

③ 私は，日本生まれの山偏の漢字です。訓読みは最初に「と」が付きます。

_____

④ 私は，英語のタワーと親戚です。私は誰でしょう。

_____

⑤ 私は，日本生まれの人偏の漢字です。でも音読みがあります。訓読みは最初に「は」が付きます。

_____

⑥ 私は，英語のＡＢＣ……のある文字に，形も発音も似ています。私は誰でしょう。

_____

21 漢字クロスワードパズル 入門編

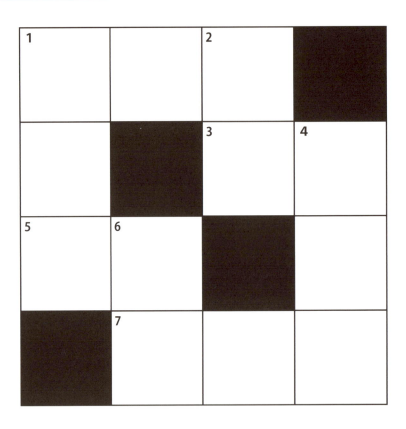

タテの鍵

1　地球の一番北。
2　どこかへ行く途中途中。
4　床屋さん。
6　汽車が走るところ。

ヨコの鍵

1　日本の北の大きな島。
3　物事の正しいすじみち。
5　------------------------- のこと。
7　通りに向かってある店。

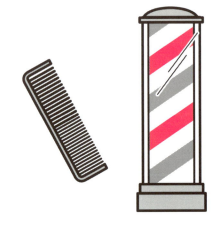

22 偏・旁・冠…パズル

真ん中の漢字と同じ偏・旁・冠などの漢字で埋めてください。意味は通らなくてもかまいません。

例

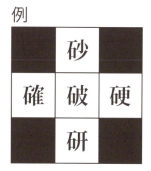

①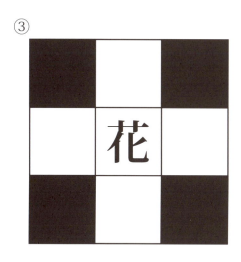

②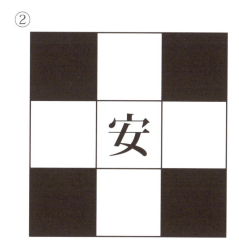

③

④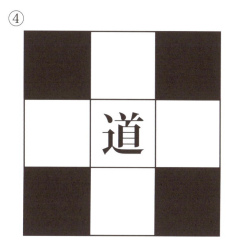

23　漢字，日月火水木金土

日曜日から土曜日まで，1週間漢字のおさらいをしましょう。

　たとえば，日曜日なら，日のつく漢字を3つ書いてください。5つ書ければ，ベストです。「映」や「間」など，どこかに「日」が使ってあればOKです。

曜日	日	月	火
1			
2			
3			
4			
5			

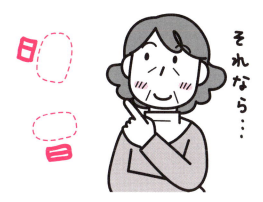

水（氵）	木	金	土

24 漢字しりとり

漢字でしりとりをしましょう。5つ続けば銅メダル，10続けば銀メダル，20続けば金メダルです。

例：岩→砂→歩→止→

といった具合に，同じパーツを持った漢字を続けます。同じ漢字は使えません。

①

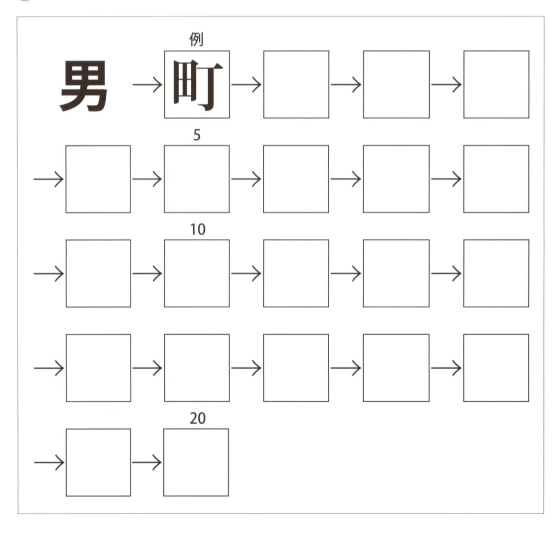

②

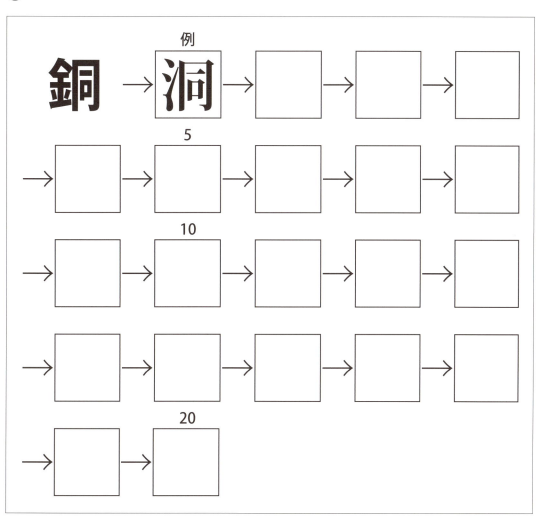

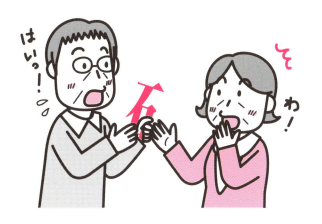

25 ど忘れ漢字クイズ

よくメモを取ろうとして，あの漢字がどうしても思い出せない，点があるのかないのか，わからなくなってしまうといった場合があります。

一郎さんもそんな場合によく遭遇します。彼を助けてあげてください。

① 「今日から英語をべんきょうしよう」と書こうとしましたが，べんきょうのべんの字が思い出せなくなりました。

　　正しいのはどちらでしょう。

〔　　勉強　　　　勉強　〕

② 「私は，野球にはじしんがあります」と書こうと思いましたが，自身か自信かじしんがなくなりました。

　　正しいのはどちらでしょう。

〔　　自身　　　　自信　〕

② 「家族はあんたいです」と手紙に書こうとしましたが，あんたいのたいの字で迷ってしまいました。

　　正しいのはどちらでしょう。

〔　　安秦　　　　安泰　〕

④ 「ごあいさつ」と書こうとしましたが，ご挨拶かご拶挨か，順序がわからなくなりました。

　　正しいのはどちらでしょう。

〔　ご挨拶　　　　ご拶挨　〕

40

⑤ 「おむかえ，午後3時」とメモしようとしましたが，お迎えかお迎えか混乱してしまいました。

　正しいのはどちらでしょう。

〔　お迎え　　　　お迎え〕

⑥ 「必ず行きます」とハガキを出そうと思いましたが，「必」の字の書き順がわからなくなり，うまく書けません。

　正しい書き順はどちらでしょう。

〔　ノ　ル　心　心　必　　　　丶　ソ　必　必　必　〕

⑦ 「氷がとけるので注意！」と書こうとしましたが，とけるが融けるか蝸けるか不安になりました。

　正しいのはどちらでしょう。

〔　融ける　　　　蝸ける　〕

⑧ 「大わらいした」と日記に書こうとしましたが，「笑」か「笑」か，わからなくなりました。

　正しいのはどちらでしょう。

〔　笑　　　笑　〕

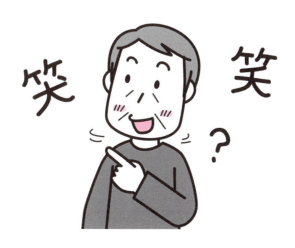

26 漢字判じ絵②

4つの漢字？ があります。いったいどう読むのでしょうか。

①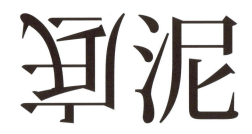

②

鷺
鷺　鷺
　鷺

③

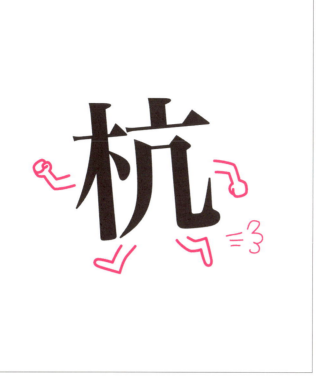

④

烏 窓

27　定番漢字パズル7番勝負

真ん中に，あてはまる漢字を入れてください。

例　真ん中に向かって読めるように漢字を入てます。

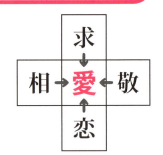

①～③は，真ん中に向かって読めるように漢字を入れてください。

① ※ヒント：コンピュータ。

② ※ヒント：幕末。

③ ※ヒント：輪がある。

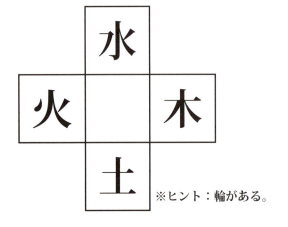

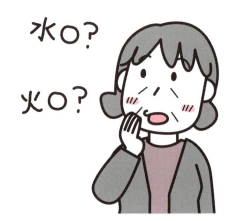

44

③

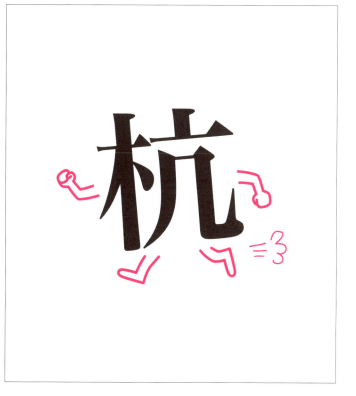

_____

④

烏 窓

_____

27　定番漢字パズル7番勝負

真ん中に，あてはまる漢字を入れてください。

例　真ん中に向かって読めるように漢字を入てます。

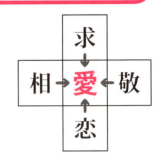

①～③は，真ん中に向かって読めるように漢字を入れてください。

①
※ヒント：コンピュータ。

演／検□割／筆

②
※ヒント：幕末。

志／武□名／剣

③
※ヒント：輪がある。

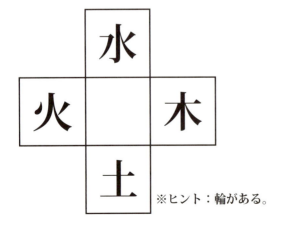

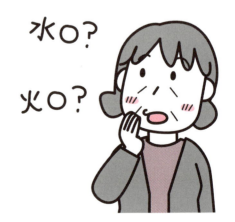

④〜⑥は，真ん中から外に向かって読めるようにしてください。

④ ※ヒント：柔道。

```
      手
   長　　閣
      織
```

⑤
```
      撃
   倒　　算
      率
```
※ヒント：野球。

⑥
```
      垣
   筒　　輪
      林
```
※ヒント：食べもの。

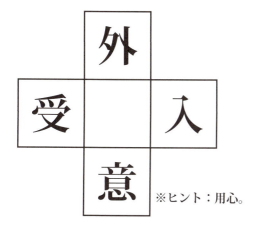

⑦　左から右，上から下に読めるようにしてください。

```
      外
   受　　入
      意
```
※ヒント：用心。

28 漢字判じ絵③

4つの漢字？があります。いったいどう読むのでしょうか。

①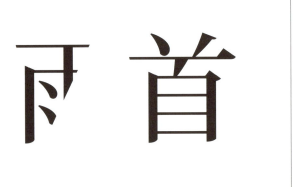

②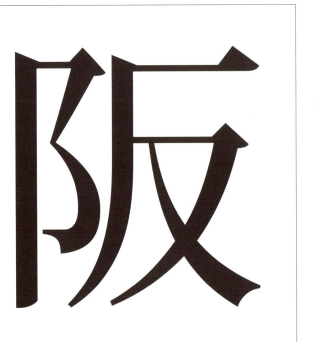

＊ヒント：地名です。

③

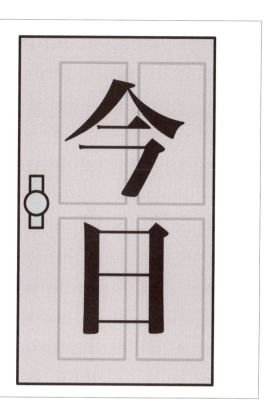

＊ヒント：地名です。

_____

④

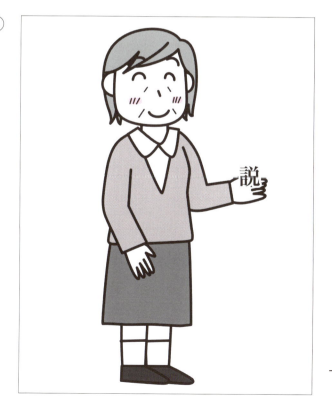

_____

29 定番漢字パズル7番勝負 第2ステージ

真ん中に，あてはまる漢字を入れてください。

読む方向は矢印に従ってください。

例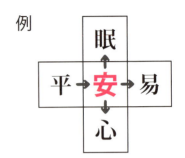

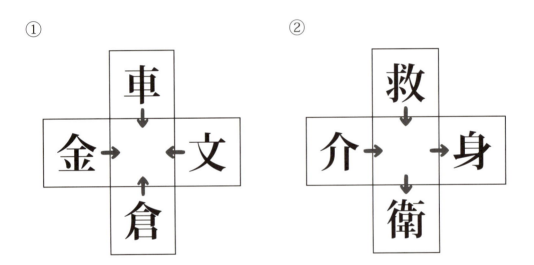

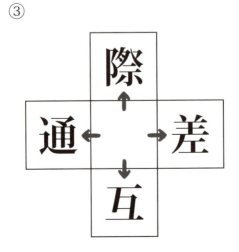

④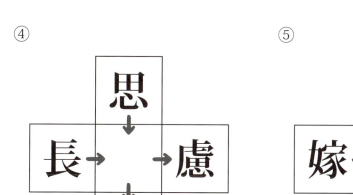

⑤

⑥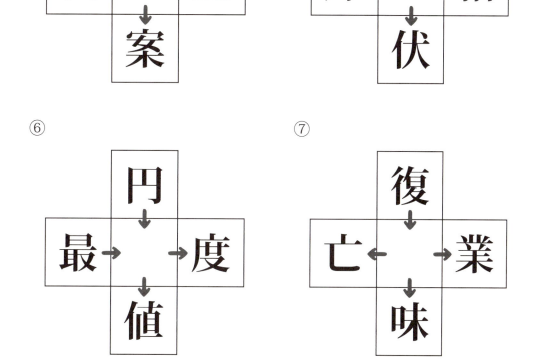

⑦

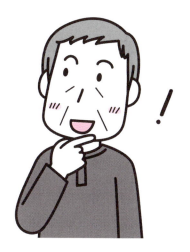

30 漢字クロスワードパズル 卒業編

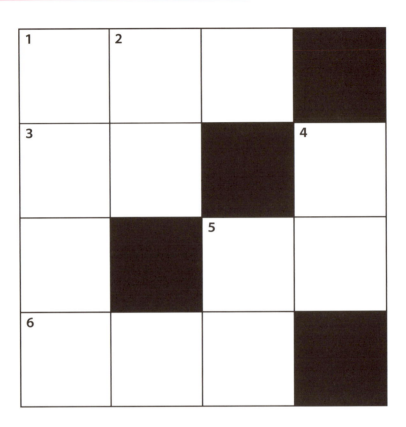

タテの鍵

1 マージャンで，東西南北は？
2 ○○三十三所。
   _{さんじゅうさんしょ}
4 競技会。
5 大きな町。

ヨコの鍵

1 昔，町中で宣伝の口上を仕事にした人。
   _{まちなか}
3 太陽いっぱいのあったかい地域。
5 ○○の良い日に会いましょう。
6 中国の首都。

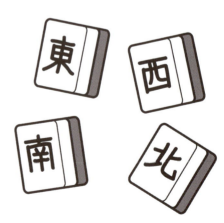

31 漢字判じ絵④

4つの漢字？　があります。いったいどう読むのでしょうか。

① 月月月月

②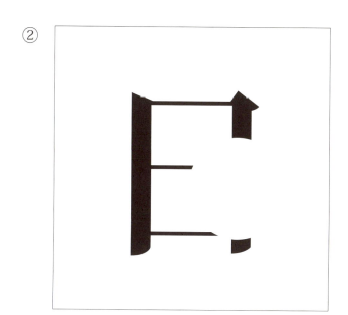

③

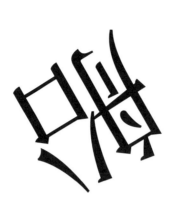

④ 百百百百百
百百百百百
台

＊ヒント：地名です。

32 旧字体（正字）に挑戦！

　今でも人の名前や，神社，お寺など古い建物などでよく見られる格調高い旧字体を楽しみましょう。

　次の旧字体を，新字体（常用漢字）に直してください。

① 東京驛

② 兒童

③ 貸與

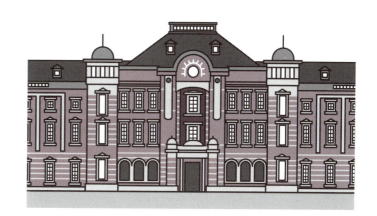

④ 關所

⑤ 傳達

⑥ 團栗

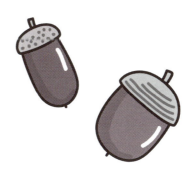

⑦ 圖畫

33 四字熟語があるクロスワードパズル

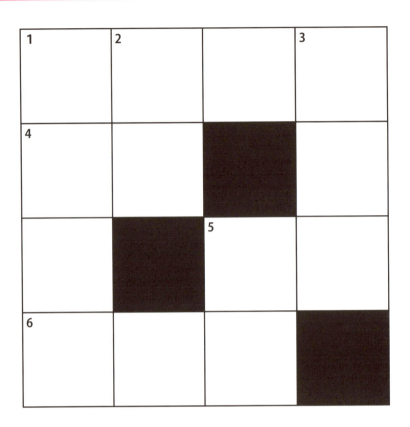

タテの鍵

1 理解がなまはんかなこと。
2 銀山があるところ。
3 日本海に近い出羽富士と言われる火山。
5 へたな手段。

ヨコの鍵

1 一度に二つの利益を得ること。
4 見識。
5 山に登ることの反対。
6 問題をうまく処理する手立て。

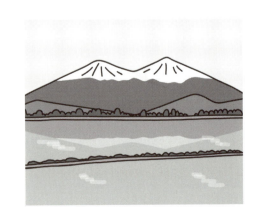

34 　四字熟語を探せ！

次の，枠の中に四字熟語が2つ隠れています。探してください。

竜	犬	孤	蛇
山	頭	鳥	川
援	天	心	無
海	立	尾	石

＊ヒント：① 　たいしたことなし。

　　　　　② 　それでも戦う。

① _____

② _____

35　二字熟語を使ってみよう

ふだんよく見かける二字熟語です。でも，いざ使うとなると……。
正しい使い方を選んでください。

① 杜撰（ずさん）

　ア　Ａさんは仕事が杜撰で，とても頼りになるよ。

　イ　Ｂさんは事務処理が杜撰で，間違いが多くて困っているんだ。

② 出色（しゅっしょく）

　ア　Ａの今度の演技は，出色の出来だ。すばらしい。

　イ　Ｂの今度の小説は，出色の失敗作だ。おもしろくない。

③ 圧巻（あっかん）

　ア　この前の冬季オリンピックの圧巻は，羽生結弦の演技だったねえ。

　イ　毎日，満員電車で押され，はさまれ，圧巻さ。

④ 推敲（すいこう）

　ア　君の文章はいつも読みにくい。もっと推敲してください。

　イ　あなたの泳ぎ方はよくない。もっと推敲してください。

⑤ 改竄（かいざん）

　ア　ちかごろ，鼠（ねずみ）が穴を改竄して困るよ。

　イ　役所の文書が改竄されていたことがわかり，大さわぎさ。

36 常用漢字以外の漢字に挑戦！

常用漢字 **2136** 字以外の漢字でも，ときどき見かける漢字があります。
では，次の文を読んでください。

---

① かげろうのいのちは，儚いものだなあ。

---

② あのひとの俤が，まぶたにうかびます。

---

③ さむくて，てが悴んでしまいました。

---

④ かれは，いつも狎れ狎れしいね。

---

⑤ このまぐろを秤にかけよう。

37 二字熟語, 一字一字はどういう意味?

正しい方を選んでください。

① 爛熟（らんじゅく）（ものごとが絶頂に到達し, おとろえる気配がするころ）

ア 爛 たのしい ただれる

イ 熟 うれる とける

② 軋轢（あつれき）（仲が悪いこと）

ア 軋 車がはしる 車がきしる

イ 轢 ドライブする すれあい, まさつがおこる

③ 忘却（ぼうきゃく）（すっかりわすれてしまうこと）

ア 忘 わすれる なつかしい

イ 却 ひやす しりぞける

④ 謙遜（けんそん）（ひかえめにふるまう）

ア 謙 へりくだる 元気になる

イ 遜 ひかえめな ゆっくりあるく

⑤ 撹乱（こうらん）（こんらんさせる） ※「かくらん」は, 慣用読み。

ア 撹 おぼえる かきみだす

イ 乱 みだれる たたかう

解　答

1　鳥偏クイズ（p.5）

①イ　　②ア　　③イ　　④ア　　⑤イ

2　金偏クイズ（p.7）

①ア　　②イ　　③ア　　④ア　　⑤イ

3　魚偏クイズ（p.9）

①ア　　②イ　　③ア　　④イ　　⑤ア

4　木偏クイズ（p.11）

①イ　　②ア　　③ア　　④イ　　⑤イ

5　漢字色々（p.13）

①茶　　②白　　③黒　　④青

6　漢字の使い方がなんだか変！（p.14）

①話れて→**離**れて　　②平く→**開**く　　③重い→**思**い　　④歩行車・自転者→歩行**者**・自転**車**　　⑤評番→評**判**

7　いやなことを吹き飛ばし漢字クイズ（p.15）

①イ　　②ア　　③ア　　④イ　　⑤イ　　⑥ア

8　仲間でない漢字はどれ？（p.17）

①冷（偏が「冫（にすい）」。他は「氵（さんずい）」）

②秋（偏が「禾（のぎへん）」。他は「木（きへん）」）

③住（偏が「亻（にんべん）」。他は「彳（ぎょうにんべん）」）

④驚（字の中に「馬」。他は「牛」）

⑤春（字の中に「月」がない）

9　漢字判じ絵①（p.18）

①減点（点が１つ減っている）　　②温泉（泉から湯気が出ている）

③社会（会が斜になっている）　　④寝酒（酒が寝ている）

⑤大寒，小寒（大きい「寒」と小さい「寒」）

10 パーツで漢字をつくろう　1・2・3年生編（p.20）

①岩，校　　②男，始，星　　③村，読，終　　④町，歩，息，等
⑤親，線

11 パーツで漢字をつくろう　4・5・6年生編（p.22）

①静，枝　　②景，禁，欲　　③孫，粉，盟　　④梨，銅，否，砂
⑤崎，総

12 この漢字，どう読む？（p.24）

①ア　あた（る）　　イ　とも（る）　　ウ　つど（う）　　エ　なご（む）
　オ　くら（べる）
②ア　とな（える）　　イ　あ（む）　　ウ　あず（ける）　　エ　そむ（く）
　オ　いちじる（しい）

13 究極漢字クロスワードパズル（p.25）　※答えは他にもある場合があります。

①		②		③		④		⑤	
海	**底**	空	**室**	地	**上**	**心**	理	**本**	当
浜	辺	**気**	温	**下**	水	眼	**科**	体	**面**

15 もうちょっとで，この漢字になれるのに！（p.28）

①水　　②大　　③匹　　④占　　⑤午

16 豆腐や兎はどう数えるの？（p.29）

①丁　　②頭　　③首　　④羽　　⑤棹　　⑥膳

17 ○○と言えば？（p.30）

①ア（只を分解して）　　②イ（薩摩守忠度（平忠度）から）
③ア（百人一首の「立ち別れいなばの山の峰に生ふるまつとし聞かば今帰り来む」という和歌がそのおまじない。ご当人はそんなつもりはなかったでしょうが。）
④ア　　⑤イ

18 常用漢字3番勝負①　あべこべ漢字はどこだ？（p.31）

解答は右。

愛	**雲**	悦	化	芋
夏	嵐	泳	違	桜
域	鉛	暗	液	**唄**
蚊	移	煙	安	駅
囲	炎	**舟**	塩	位

解　答

19　常用漢字3番勝負②　私は誰でしょう？（p.32）

①回　②貝　③見　④森　⑤曲　⑥国　⑦炎　⑧止

20　常用漢字3番勝負③　ちょっと難しい私は誰でしょう？（p.33）

①乙　②丸　③峠　④塔　⑤働　⑥丁

21　漢字クロスワードパズル　入門編（p.34）

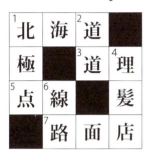

①くにがまえ　②うかんむり

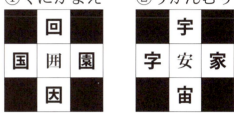

③くさかんむり　④しんにょう

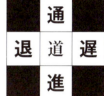

22　偏・旁・冠…パズル（p.35）

解答例は右。

23　漢字，日月火水木金土（p.36）

解答例

曜日	日	月	火	水（氵）	木	金	土
1	明	胸	燃	氷	林	鐘	場
2	陽	肺	秋	泳	楽	銀	型
3	昌	背	煙	湖	新	銅	塀
4	晃	臓	炎	沼	桜	鈴	坊
5	旭	朝	炉	泉	査	鉄	城

24　漢字しりとり（p.38）

①の解答例

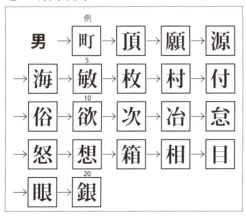

②の解答例

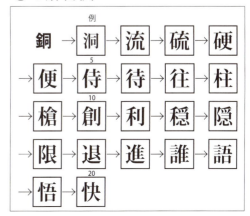

25　ど忘れ漢字クイズ（p.40）

①勉強　　②自信　　③安泰　　④ご挨拶　　⑤お迎え

⑥`ソゝ必必　　⑦融ける　　⑧笑

26　漢字判じ絵②（p.42）

①こそ泥（「そこ」がひっくり返って……）

②詐欺師（サギが1，2，3，4）

③食い逃げ（「くい」が逃げている）

④ガラス窓（「カラス」に「゛」が付くと……）

27　定番漢字パズル7番勝負（p.44）

①算　　②士　　③星　　④組　　⑤打　　⑥竹　　⑦注

28　漢字判じ絵③（p.46）

①あくび（「あめ」の右側が消えている）

②大阪（大きな「阪」）

③京都（戸（と）に「きょう」と書かれている）

④小説（小さな「説」）

29　定番漢字パズル7番勝負 第2ステージ（p.48）

①庫　　②護　　③交　　④考　　⑤降　　⑥高　　⑦興

30　漢字クロスワードパズル　卒業編（p.50）

解答は右。

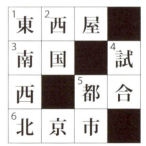

31　漢字判じ絵④（p.51）

①五月（月が5つ）

②日食（日が丸く欠けている）

③転覆（船がひっくり返っている）

④仙台（百が10個で 100 × 10 = 1000（せん））

32　旧字体（正字）に挑戦！（p.53）

①東京驛→東京**駅**　　②兒童→**児**童　　③貸與→貸**与**　　④關所→**関**所

⑤傳達→**伝**達　　⑥團栗→**団**栗（ドングリ）　　⑦圖畫→**図画**

33 四字熟語があるクロスワードパズル（p.54）

解答は右。

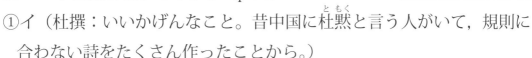

34 四字熟語を探せ！（p.55）

①竜頭蛇尾（りゅうとうだび）　②孤立無援（こりつむえん）

35 二字熟語を使ってみよう（p.56）

①イ（杜撰：いいかげんなこと。昔中国に杜黙（ともく）と言う人がいて，規則に合わない詩をたくさん作ったことから。）

②ア（出色：他より抜きん出て優れていること。）

③ア（圧巻：比べものにならないほど優れていること。昔中国の官吏登用試験では，一番優れた答案（巻）が，一番上に置かれたことから。）

④ア（推敲：文章を書き直し，よりよくすること。昔中国の詩人で賈島（かとう）と言う人が「推（お）す」か「敲（たた）く」かで迷ったとき，韓愈（かんゆ）の意見で「敲く」にしたことから。）

⑤イ（改竄：文章を勝手に書き換えること。竄は，もとは，穴にもぐったり，かくれたりすること。）

36 常用漢字以外の漢字に挑戦！（p.57）

①はかな（い）　②おもかげ　③かじか（む）

④な（れ）な（れしい）　⑤せり

37 二字熟語，一字一字はどういう意味？（p.58）

①　ア　ただれる　　イ　うれる

②　ア　車がきしる　　イ　すれあい，まさつがおこる

③　ア　わすれる　　イ　しりぞける

④　ア　へりくだる　　イ　ひかえめな

⑤　ア　かきみだす　　イ　みだれる

編者紹介

脳トレーニング研究会

知的好奇心を満たし，知的教養を高めるクイズ，脳トレーニング効果のある楽しいクイズを日夜，研究・開発している研究会。著書に，『バラエティクイズ＆ぬり絵で脳トレーニング』『シニアのための記憶力遊び＆とんち・言葉クイズ』『シニアのための記憶力遊び＆脳トレクイズ』『シニアのための笑ってできる生活力向上クイズ＆脳トレ遊び』『シニアの脳を鍛える教養アップクイズ＆記憶力向上遊び』『シニアが毎日楽しくできる週間脳トレ遊び－癒しのマンダラ付き－』『シニアの面白脳トレーニング222』『コピーして使えるシニアの漢字で脳トレーニング』『コピーして使えるシニアの脳トレーニング遊び』『クイズで覚える日本の二十四節気＆七十二候』『孫子の兵法で脳トレーニング』がある。

［お問い合わせ］
黎明書房（☎ 052-962-3045）まで

コピーして使えるシニアの漢字トレーニングクイズ

2018 年 12 月 1 日　初版発行	編　　者	脳トレーニング研究会
	発 行 者	武 馬 久 仁 裕
	印　　刷	株式会社太洋社
	製　　本	株式会社太洋社

発 行 所　　　　　　　　株式会社 黎 明 書 房
〒460-0002　名古屋市中区丸の内 3-6-27　EBS ビル　☎ 052-962-3045
FAX 052-951-9065　振替・00880-1-59001
〒101-0047　東京連絡所・千代田区内神田 1-4-9　松苗ビル 4 階
☎ 03-3268-3470

落丁本・乱丁本はお取替します。　　　　　　　ISBN978-4-654-05991-1
© REIMEI SHOBO CO., LTD. 2018, Printed in Japan

本書のワンステップ上を楽しみたい方の漢字脳トレ本！

クイズで覚える難読漢字＆
漢字を楽しむ一筆メール

脳トレーニング研究会編　　B5・64頁　　1500円

里斯本，娚はどう読む？　「骸骨を乞う」ってなんのこと？　水府はどこのこと？　難読漢字や故事成語などに親しみ，語彙力アップ！　漢字を駆使して近況を伝える愉快な一筆メール例文付き。

コピーして使えるシニアの
漢字で脳トレーニング

脳トレーニング研究会編　　B5・68頁　　1500円

シニアの脳トレーニング⑧　シニアが脳を効果的に鍛えられるように，漢字をテーマにしたクイズ，遊び，なぞなぞ，占い，記憶力トレーニングなどを収録。漢字で思う存分脳トレが楽しめます。

クイズで覚える
日本の二十四節気＆七十二候

脳トレーニング研究会編　　B5・67頁　　1500円

啓蟄，清明，芒種，小暑……とは？　日本の細やかな季節の変化を表わす「二十四節気」「七十二候」を，クイズを通して楽しみながら覚えられる１冊。関連する和歌や俳句を分かりやすい解説付で収録。

俳句の不思議，楽しさ，面白さ
―そのレトリック―

武馬久仁裕著　　四六・179頁　　1700円

「なぜ，俳句は，ネットのような横書きで鑑賞してはいけないのか？」「なぜ，碧梧桐の『赤い椿白い椿と落ちにけり』は『赤い椿』が先に来るのか？」など，俳句の不思議を次から次へと解き明かします。

シニアのための記憶力遊び
＆脳トレクイズ

脳トレーニング研究会編　　B5・62頁　　1500円

シニアの脳トレーニング④　簡単で楽しい記憶力遊びやなぞなぞ，漢字パズル，クロスワードパズル，３択クイズ，おもしろ文章問題などクイズが満載。シニアの脳の体操に最適です！　２色刷。

シニアが毎日楽しくできる
週間脳トレ遊び
―癒やしのマンダラ付き―
脳トレーニング研究会編　　B5・67頁　　1500円

シニアの脳トレーニング⑥　「曜日計算クイズ」など，１日１問の多種多様な脳トレで，１年間毎日楽しく脳を鍛えられます。記憶力や生活力，発想力や教養の向上に。「癒やしのマンダラ遊び」も収録。

シニアの面白脳トレーニング222

脳トレーニング研究会編　　B5・65頁　　1500円

シニアの脳トレーニング⑦　「簡単な難しい漢字」「今日も記念日」「宝物の巻物を解読しよう」「円周率を覚えよう」等，１冊で記憶力や推理力，ひらめき力・教養・感性等の能力を鍛えることができる。

コピーして使える
シニアの脳トレーニング遊び

脳トレーニング研究会編　　B5・66頁　　1700円

シニアの脳トレーニング⑨　とっさの判断力をつちかう「電気をつけよう」，計算力を高める「スーパーの大売出し」など，毎日飽きずにできる楽しいクイズやパズル，遊びを数多く収録。カラー頁８頁。

孫子の兵法で脳トレーニング

脳トレーニング研究会編　　B5・79頁　　1700円

人生の導きの書，ビジネスの指南書として人気の「孫子の兵法」をクイズに。"戦わずして勝つ""遠回りの道をまっすぐの道にする"などの，孫子の兵法をクイズでマスターできる。カラー口絵３頁。

表示価格は本体価格です。別途消費税がかかります。

■ホームページでは，新刊案内など，小社刊行物の詳細な情報を提供しております。「総合目録」もダウンロードできます。
http://www.reimei-shobo.com/

俳句で楽しく脳トレしませんか。
黎明俳壇への投句のお誘い

シニアの皆さん。葉書でネットで気軽に投句してください。投句料は無料です。

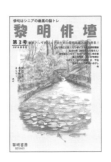

1. **投句**：投句は1回につき2句まで。下記の住所に葉書もしくは，メールにて小社内の黎明俳壇係にお送りください。投句料は無料です。
   〒460-0002　名古屋市中区丸の内3-6-27　EBSビル　黎明書房　黎明俳壇係
   E-mail：mito-0310@reimei-shobo.com　Tel：052-953-7333
   未発表作品に限ります。二重投句はご遠慮ください。選者が添削する場合がございます。投句の際は，ご住所・お名前（ふりがな）・電話番号を明記してください。詳しくは小社ホームページをご覧いただくか，係までお問い合わせください。小社ホームページは「黎明書房」で検索できます。

2. **選句発表**：特選，秀逸，佳作の作品を，隔月に小社ホームページ上に発表します。また，年2回（2月，8月を予定）発行の冊子『黎明俳壇』（オールカラー）に掲載させていただきます。特選，秀逸，佳作の作品掲載の冊子『黎明俳壇』は，特選，秀逸の方には送らせていただきます。冊子『黎明俳壇』（既刊1～3号）は，定価500円（送料込）です。ご注文は直接小社へ。代金は切手可。

3. **お願い**：掲載されました特選，秀逸，佳作の作品は，小社刊行物に使わせていただくことがあります。

4. **選者**：武馬久仁裕（黎明書房社長，俳人）

※詳しくは小社ホームページをご覧ください。

自費出版のご案内

○詩集・句集・歌集・自分史・論文集・小説・随筆集・社史　その他，お引き受けいたします。
○出版をご希望の方は，小社「自費出版係」まで，お気軽にお問い合わせください。
　Tel.052-953-7333　　E-mail：ito@reimei-shobo.com
○お見積もりは無料です。（小社の方針に沿わない場合は，出版をお引き受けできない場合がありますのでご了承ください。）
＊自費出版については，小社ホームページにて詳しくご案内しております。
＊句集・歌集の場合は，通常よりお値打ちにさせていただきます。